NOTICE

SUR

LES EAUX MINÉRALES

DE MIERS (Lot).

CAHORS :

Imprimerie de J.-G. Plantade.

1867.

NOTICE

SUR LES

EAUX MINÉRALES DE MIERS (Lot).[1]

Riche de sources minérales, variées dans leur composition, célèbres par leurs propriétés, la France n'a pas été également favorisée sous le rapport des eaux purgatives. On en trouve la preuve manifeste dans le fréquent usage de celles de Sedlitz, de Pullna, etc., originaires de la Bohême, quand elles n'ont pas été contrefaites dans les laboratoires des pharmacies.

Parmi les eaux purgatives naturelles d'origine indigène, celle de Miers peut prétendre à un rang éminent ; il suffit, pour s'en convaincre, de comparer, dans les traités spéciaux, les analyses officielles des diverses sources sulfatées, sodiques, magnésiennes ou calcaires, et l'on n'ignore pas que la composition chimique est l'indice le plus certain de la propriété médicinale en question.

Toutefois nous n'avons pas à considérer ici l'eau de Miers sous le seul point de vue de la classe à laquelle elle appartient chimiquement d'abord et physiologiquement ensuite. Le cadre de l'observation est plus intéressant et plus large, et nous allons essayer de le parcourir rapidement, sous les divers aspects dignes d'intéresser la médecine et le public. Suivant l'ordre qui nous paraît le plus logique, nous examinerons ainsi successivement les eaux de Miers :

1º Dans leurs qualités physiques et chimiques ;

2º Dans leurs effets physiologiques ou immédiats et le mode d'administration ;

3º Dans l'usage qu'on en peut faire comme moyen ou précaution hygiénique ;

---

(1) Cette notice a été extraite des rapports officiels de M. le docteur LAGASQUIE, médecin inspecteur.

4º Dans leur emploi prophylactique d'imminences morbides ou d'affections intermitentes ;

5º Dans leurs propriétés curatives, éprouvées, de diverses maladies ;

6º Nous terminerons par un coup d'œil sur la station thermale.

QUALITÉS PHYSIQUES ET CHIMIQUES

DES EAUX DE MIERS.

Classée parmi les sulfatées sodiques et l'une des plus riches de cette catégorie, l'eau de Miers est fraîche, l'impide, sans odeur et d'une saveur légèrement saline. Chose rare, les saisons et les variations atmosphériques paraissent sans influence sur son abondance et par suite ses propriétés. Les régisseurs résidants à la source, et par là même en position de l'observer, ont constaté cette singularité que le réservoir mettait toujours le même temps à se remplir ; que le déversoir donnait la même quantité de liquide, après d'abondantes pluies comme après une longue sécheresse ; phénomène insolite pour les sources thermales dont le degré de minéralisation est si souvent altéré par l'influence pluviale à laquelle parait soustraite l'eau de Miers. Son analyse officielle a donné pour la quantité d'un litre :

Sulfate de soude................	2,675
— de chaux................	954
Chlorure de magnésium..........	750
— de sodium............	020
Bi-carbonate de chaux...........	215
— de magnésie........	120
— de soude...........	071
Silice.........................	480
Alumine	037
Oxide de fer...................	030
Matière organique.............	015
	5ᵍ 365

Acide carbonique, — quant. idét.

EFFETS PHYSIOLOGIQUES OU IMMÉDIATS

ET MODE D'ADMINISTRATION.

Nous venons de voir que 5 grammes 365 milligrammes de principes minéralisateurs composaient l'ensemble diversifié des éléments constitutifs de l'eau de Miers; et quand on considère la dose si supérieure à laquelle se prescrivent usuellement les sulfates sodiques ou magnésiens, on est presque surpris de la voir qualifier de purgative. Cependant tel est son effet immédiat le plus important et le plus ordinaire. Mais, ainsi qu'on pourrait l'inférer de la seule analyse chimique, si l'on n'avait en vue qu'une purgation prompte et certaine, il ne faudrait pas compter sur l'eau de Miers comme sur celle de Sedlitz, de Pullna ou tout autre boisson dans laquelle entrent de 30 à 60 grammes de sulfate de soude ou de magnésie. L'eau de Miers a tout naturellement le défaut de ses qualités, et par cela même qu'elle constitue un des minoratifs les plus doux qu'on connaisse, son action pourrait être insuffisante sur les sujets qui sont difficiles à purger. Une autre conséquence non moins directe, c'est qu'il faut en user à plus haute dose que des eaux fortement purgatives; il est peu de personnes qu'un seul litre purge suffisamment; mais, à part quelques exceptions, il suffit de doubler la dose pour obtenir plusieurs gardes-robes, sans efforts, sans coliques, sans douleurs, sauf, parfois, une cuison passagère à l'anus.

Après les évacuations alvines, l'action immédiate la plus assurée, c'est l'abondance des urines qu'explique la quantité de véhicule non moins que la minéralisation. La sécrétion urinaire précède même souvent la purgation et ces deux sortes de déjections se produisent naturellement dans une proportion inverse. Si l'eau minérale est promptement et abondamment absorbée, elle passe par les urines au détriment des selles, et *vice-versa*. La manière d'espacer les prises d'eau n'est pas sans influence sur le mode d'évacuation; elle est plus facilement absorbée quand on met trop d'intervalle, tout comme elle purge mieux lorsque les prises sont rapprochées. On met ordinairement de 10 à 15 minutes entre chaque verre. Toutefois comme la tolérance gastrique diffère, la règle ne saurait être la même pour tous.

Chez quelques buveurs, une exhalation cutanée insolite supplée l'insuffisance des déjections alvines ou urinaires. Mais ce sont là des exceptions. Loin d'être diaphorétique, l'eau de Miers est plutôt tempérante, et par sa composition, et surtout par la fraîcheur et l'abondance du véhicule aqueux. Ces qualités rafraîchissantes sont très appréciées par un grand nombre de personnes qui, au milieu des ardeurs de la canicule, se complaisent toute la journée sous cette impression intérieure de fraîcheur.

Néanmoins, les effets les plus saillants et les plus salutaires des eaux de Miers paraissent se rattacher à des propriétés purgatives, assez modérées pour ne pas léser les organes digestifs, suffisantes pour stimuler et activer le mouvement perystaltique et la circulation vasculaire abdominale, solliciter les sécrétions, et déterminer l'expulsion des sucs trop abondants ou altérés avec le résidu alimentaire. Cette douce stimulation saline qui s'étend du tube digestif à tout l'appareil sécréteur annexe, au système veineux abdominal, donne un surcroit d'activité aux fonctions digestives, favorise la nutrition et par suite toutes les forces de l'organisme.

Mais la médication de l'eau de Miers ne se borne pas sans doute aux modifications apparentes de l'appareil digestif, de la sécrétion urinaires et de l'exhalation cutanée. Sans chercher à faire la part, d'ailleurs fort obscure, de chacun des éléments constitutifs mis a découvert par l'analyse chimique, et qui ont probablement une influence médicatrice, il est permis de présumer que l'action physiologique et thérapeutique de ce liquide minéral est complexe et multiple. La dose de deux ou trois litres à laquelle on le prend pendant dix, douze ou quinze jours consécutifs; la quantité qui est absorbée et disséminée dans le torrent circulatoire ne supposent-ils pas une médication générale d'hydrothérapie intérieure? Le sang et toutes les humeurs, les tissus eux-mêmes, journellement pénétrés par une masse de liquide médicamenteux, ne subissent-ils pas une sorte d'élaboration dyscrasique et syncrasique et définitivement une dépuration qui s'effectue à la fois par la surface intestinale, l'appareil urinaire et le système cutané? L'eclectisme sensé de la philosophie médicale contemporaine, adoptant toutes les données établies de la biologie et des sciences expérimentales, a réhabilité une partie épurée de ces antiques théories humorales que le solidisme exclusif eut taxées d'anachronisme et de divagation, il n'y a pas encore un demi siècle; de sorte que la chimie vivante, avec ses mélanges, ses séparations et ses combinaisons physiologiques infinies, a repris sa place légitime à côté des lésions de tissus et de propriétés vitales que les anciens n'avaient pas suffisamment connues.

A propos de médication générale d'hydrothérapie intérieure, il convient assurément de distinguer l'ingestion d'eau pure de la boisson minérale. Il est d'abord fort probable que prise à la même dose, l'eau ordinaire fatiguerait beaucoup les organes digestifs, diminuerait l'appétit, ralentirait les digestions, et définitivement n'introduirait dans le torrent circulatoire aucun principe médicamenteux qui modifiât la composition des fluides, et excitât les appareils sécréteurs comme le fait l'eau de Miers.

Parmi les effets immédiats de cette boisson minérale, nous mentionnerons quelques phénomènes subordonnés à la tolérance, aux dispositions variées de l'organisme et qui sont plutôt accidentels qu'inhérens à la médication proprement dite. Disons d'abord que la plupart des buveurs n'en éprouvent aucune incommodité, aucun dégoût sauf celui d'ingérer, sans soif, la quantité d'un liquide qui n'a rien de rebutant par lui-même. Mais il n'est pas rare qu'au début du traitement, l'eau minérale surprenne et fatigue transitoirement l'estomac; il en résulte une lassitude générale, de la pesanteur ou de la douleur de tête, une expuition abondante de salive, du dégoût, des nausées, un sentiment de plénitude épigastrique qui peut aller jusqu'au vomissement. Ces malaises, qui n'atteignent du reste que des sujets exceptionnels, disparaissent aussitôt que la tolérance de l'estomac est acquise, ce qui arrive ordinairement vers le troisième ou quatrième jour. Rarement on est obligé de cesser définitivement l'usage de l'eau parce que l'incommodité persévère; il est cependant quelques estomacs habituellement froids, languissants, débiles et atoniques qui ne peuvent pas supporter cette boisson.

DE L'USAGE DES EAUX DE MIERS

COMME MOYEN OU PRÉCAUTION HYGIÉNIQUE.

Les stations thermales n'ont jamais été aussi fréqentées que de nos jours; mais les considérations de santé ne sont pas le mobile déterminant d'un grand nombre; c'est une mode, une habitude, une agréable distraction. Pour cette classe d'émigrants valides, le besoin sanitaire est plutôt un prétexte qu'il n'est réellement senti. Pourtant, arrivés sur les lieux, presque tous les étrangers cèdent à l'exemple et grossissent bientôt la phalange des baigneurs ou des buveurs. Il y aurait beaucoup d'utiles réflexions à faire sur cet entraînement inconsidéré à se médicamenter sans discernement et par occasion; mais nous ne devons nous occuper ici que de la clientèle de la station de Miers. Elle aussi compte en assez grand nombre des buveurs auxquels ne font point défaut les apparences de la santé, et qui paraissent n'être venus que par habitude ou par précaution hygiénique; il n'est donc pas sans à propos de consacrer quelques remarques à cette classe nombreuse et privilégiée dont le physique et le moral n'ont rien de valétudinaire. Seulement comme la santé même a des degrés divers, on les entend témoigner hautement que s'ils n'étaient pas malades à leur arrivée, ils repartent mieux portant encore. Abstraction faite de l'influence générale de tout séjour aux eaux, voyons donc quelle peut-être la part directe de la boisson minérale.

Après avoir parlé de l'action purgative, diurétique, tempérante et parfois diaphorétique, enfin altérante ou dépurative des eaux de Miers, le moment est venu de mettre en relief leur résultat sanitaire le plus constant et le mieux apprécié dans l'ordre purement physiologique. Eh bien! il est rare qu'elles ne déterminent immédiatement ou après quelques jours, un appétit insolite qui se soutient pendant toute la durée du traitement sans préjudice des suites. En même temps les digestions sont faciles, la nutrition et les forces sont augmentées, enfin un sentiment de bien-être physique accompagne cette restauration. Tel est, pour l'eau de Miers, le bénéfice saillant qui nous met sur la voie de l'usage hygiénique qu'on en peut faire. C'est principalement aux mois de Juillet et d'Août que notre source est fréquentée, et l'on n'ignore pas qu'à cette époque caniculaire, dans le midi surtout, d'énervantes chaleurs rendent souvent l'appétit languissant et les digestions pénibles. Sans sortir des limites d'une variation de santé ou d'une simple indisposition, cette dyspepsie passagère offre divers degrés d'intensité et de persévérance. Tout le monde sait que sous l'influence torride de certains étés méridionaux, quantité de personnes voient diminuer leur appétit, la soif s'aviver, la digestion se ralentir, la transpiration augmenter, les forces décroître. Pour plusieurs, ces épidémies dyspepsiques aiguës et normales en quelque sorte après le solstice d'été, ne passent pas outre et s'amendent spontanément avec les variations atmosphériques. Mais, sur un certain nombre, l'action énervante s'étend plus loin. La langueur prolongée des fonctions digestives se communiquant aux autres appareils de l'économie, ils deviennent paresseux de corps et d'esprit, avec propension, sur les repas, à un sommeil lourd, plus fatiguant que réparateur, et duquel ils sortent souvent avec la bouche mauvaise, de la soif, du malaise, une inappétence croissante et un affaiblissement progressif. Une simple indisposition de ce genre, n'est pas très-éloignée d'une imminence morbide, elle pourrait, en se prolongeant, constituer un état valétudinaire et aboutir même à la maladie.

Ces dyspepsies, liées aux fortes chaleurs, et d'une guérison plus aisée que celles qui sont passées à l'état chronique, cèdent promptement à l'usage de l'eau de Miers. Dans les conditions précitées, la plupart des personnes retirent de cette purgation journalière et matinale, un appétit prononcé, des digestions faciles, un sentiment d'activité, de force, de bien-être qui témoignent de la plénitude de la santé naguère imparfaite et chez quelques-uns compromise. Le propriétaire des eaux peut se dispenser d'appeler l'attention sur leurs propriétés apéritives ou appétissantes, il n'a qu'à laisser agir et parler sa clientèle satisfaite qui fait parfaitement honneur aux tables bien servies.

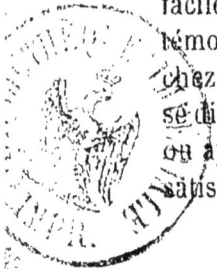

L'éloge de la boisson minérale vole de bouche en bouche, et le médecin inspecteur pourrait en témoigner avec autant de sincérité que de désintéressement, car il s'agit ici de la clientèle de la source minérale, et nullement de cliens à lui. Les gastronomes blasés, pour lesquels les jouissances d'un bon appétit sont un bien suprême, seraient certainement séduits par le concert de louanges que s'attire le liquide minéral comme apéritif et restaurateur.

Du reste on a dès longtemps signalé le développement de l'appétit parmi les effets prochains de la médication purgative, et l'on sait même que bien des gastronomes affligés, par intervalles, de l'inappétence de leur estomac, ne craignent pas d'agiter leur entrailles fatiguées, pour aiguillonner l'instinct paresseux ou le goût émoussé. Lorsque les pilules ou les élixirs drastiques ne leur suffisent point, ils ne reculent pas devant l'emploi de boissons purgatives très-peu ragoûtantes ; précaution fastidieuse qui rappelle tout naturellement la pratique grossièrement sensuelle du *romitorium* des gastrolâtres romains. Les clients de la source de Miers qui n'y viennent chercher qu'un appétit meilleur, sont du moins dispensés d'ingérer une boisson dégoûtante ; elle n'a rien de rebutant ni de dangereux. Il ne serait pas juste d'ailleurs de représenter la clientèle valide de cette station thermale comme une réunion de gastronomes qu'impatienterait l'inappétence gastrique fréquemment liée aux fortes chaleurs et qui s'empresseraient de retrouver les jouissances d'un bon appétit. Il en est beaucoup, dans cette classe, qui, avec les apparences actuelles de santé, viennent faire un traitement prophylactique d'affections éprouvées. Ceux-là vont bientôt nous occuper ; mais, avant d'en finir avec le point de vue physiologique et hygiénique qui nous occupe encore exclusivement, il convient de consigner quelques *remarques relatives aux tempéraments, aux professions ou genre de vie, aux âges et aux sexes.*

Les tempéramens bilieux, bilioso-nerveux et mélancoliques, qui sont les plus prédisposés aux troubles des voies digestives, sont aussi ceux que l'usage préventif des eaux de Miers favorise le plus. L'action purgative, qui de la surface intestinale se propage aux appareils sécréteurs et à la circulation sanguine abdominale si sujette aux stases par le seul fait des flexuosités vasculaires, fournit ici l'explication la plus plausible de l'effet salutaire des eaux.

Le tempérament sanguin vient ensuite; mais le mode d'action de l'eau minérale nous paraît différent. L'appareil digestif fonctionnant bien ordinairement chez les sanguins, l'action purgative n'a pas pour eux la même importance. Il est, ce nous semble, rationel de faire une plus large part au liquide absorbé qui lave le sang, tempère son ardeur, atténue sa plasticité et facilite ainsi le mouvement circulatoire.

Nous avons vu aussi des personnes d'un tempérament nerveux qui se plaignaient d'être habituellement trop impressionnables, impatientes, irritables et qui trouvaient, selon leur expression, que l'eau de Miers détendait leurs nerfs, donnait à leur caractère un calme et une placidité inaccoutumés.

Cette boisson minérale est moins appropriée aux autres tempéraments, quoiqu'elle puisse leur convenir par des considérations individuelles et accidentelles. Du reste il est, pour toutes les constitutions, un résultat commun assez constant pour recommander l'eau de Miers, dans l'occasion, c'est le surcroît d'activité des fonctions digestives et de la nutrition consécutif à son emploi.

Quant aux professions et au genre de vie, notre eau paraît surtout convenir aux personnes dont l'existence est trop sédentaire, et qui sont principalement adonnées aux travaux de l'esprit; à celles qui ont abusé des boissons stimulantes, fermentées, alcooliques, des alimens épicés ou d'une variété et d'une abondance compromettantes pour la sobriété. L'eau de Miers se montre éminemment favorable aux cultivateurs qui viennent, tous les ans, en grand nombre, réparer leurs forces épuisées à la fois par les fatigues de la moisson et une nourriture insuffisante. Il est vrai que le repos et une alimentation restaurante doivent entrer au partage du bénéfice de l'eau minérale qui a ouvert l'appetit et facilité la digestion. Nous sommes persuadé que cet épuisement par la chaleur, la sueur, la soif, un travail opiniâtre et un régime trop peu réparateur atteint, chez quelques-uns, le degré d'une imminence morbide que conjure alors l'eau de Miers. C'est ainsi qu'on a signalé que les eaux purgatives pouvaient prévenir des dyssenteries, des fièvres continues, etc.

Pour ce qui concerne les âges, l'eau de Miers convient, principalement, aux adultes et aux vieillards qui n'ont pas atteint la décrépitude. A ces deux périodes de la vie, les fonctions digestives sont plus sujettes à se troubler et ces dérangements peuvent être prévenus ou guéris par l'usage de la boisson minérale. Sauf des indications particulières, la jeunesse n'a pas besoin de traitement prophylactique emprunté à notre eau, dont l'emploi éclairé est encore plus réservé dans l'enfance non maladive.

Relativement aux sexes, et faisant encore abstraction des états maladifs qui figureront ailleurs, l'eau de Miers est mieux appropriée au tempérament de l'homme qu'à celui de la femme; quoiqu'elle lui convienne mieux, dans l'occasion, que les autres eaux purgatives plus fortes. Nous noterons ici, incidemment, que nous n'avons jamais vu les menstruations troublées sous son influence, et qu'on pouvait ainsi la continuer sans inconvénient.

En terminant ces brèves remarques sur la couvenance des eaux de Miers selon les tempéraments, les professions ou genre de vie, les âges et les sexes, il est nécessaire qu'une réflexion vienne compléter notre pensée. Nous n'avons pas assurément voulu dire que ces distinctions fussent suffisantes pour baser l'indication de ce genre de traitement, et qu'il fût indiqué par cela seul qu'on avait le tempérament bilieux ou sanguin. Nous estimons, au contraire, que quand on se porte bien et qu'on n'a pas de maux connus à prévenir, il est sage de s'abstenir de médicaments de toute espèce; que de simples modifications dans les éléments usuels de l'hygiène suffisent d'ordinaire pour prévenir ou dissipper les variations passagères de la santé qui n'atteignent pas le degré d'une imminence morbide, ou d'un état maladif. *Natura sana abhorret à medicamentis*, dit une vieille et prudente maxime que ne sauraient trop méditer les praticiens polypharmaques et les sujets hypocondriaques.

DE L'EMPLOI PROPHYLACTIQUE

DES EAUX DE MIERS.

Les cliens de la source minérale qui vont nous occuper, maintenant, se confondent aisément avec ceux de la classe précédente. Tout comme eux, ils ne sont pas actuellement malades, mais ils l'ont été, savent qu'ils peuvent le redevenir, et ils viennent faire un traitement préventif dont les résultats avantageux ont été déjà éprouvés. Nous pouvons relater ici plusieurs genres d'indispositions, malaises ou souffrances, qui avaient été souvent ressenties et qui ont disparu ou se sont beaucoup amendées sous l'influence de l'usage annuel de l'eau de Miers. C'étaient des anorexies et de dyspepsies temporaires; une constipation fréquente ou prolongée et parfois compliquée d'hémorhoïdes douloureuses; des boutons et des taches au visage; des éruptions de furoncles, des fluxions sanguines à la gorge, aux yeux; des migraines périodiques ou des céphalalgies irrégulières. Eh bien! Après avoir été longtemps éprouvées par des incommodités ou des souffrances de ce genre, la plupart des ces personnes se considéraient les unes comme guéries, les autres comme notablement soulagées par l'usage de l'eau minérale; d'où leur assiduité à revenir à la source tous les ans. Nous y voyons aussi, dans l'intervalle de leurs paroxysmes, des gouteux, des rhumatisants, des dartreux qui se louent beaucoup de l'effet des eaux pour éloigner ou adoucir le retour de leurs souffrances. Toutes ces améliorations ou ces cures, par mesure préventive, peuvent être rattachées rationnellement à l'action combinée purgative et dépurative de la boisson minérale. Le levain des diathèses gonteuse, herpétique, rhumatismale réside souvent dans les voies digestives que l'eau de Miers modifie directement en même temps que la partie absorbée opère une dépuration générale. Quant aux migraines ou céphalalgies invétérées, communément si rebelles, l'eau minérale nous a paru surtout efficace chez les sujets bilieux ou sanguins, atteints de ces affections.

Dans un remarquable rapport officiel sur le service des eaux minérales de France, pour l'année 1863, le savant auteur a fait ressortir, avec un talent admirable, les moyens variés et puissants qu'elles offraient pour le traitement préventif de nombreuses diathèses morbides héréditaires qui minent occultement une partie de la population. Placé à un point de vue aussi judicieux qu'élevé, le rapporteur signale les agens précieux qu'on trouverait dans les diverses sources minérales, pour étouffer les germes désastreux que les ascendants ont transmis à leur postérité, si l'on avait la précaution de les traiter de bonne heure, tout au moins aux premiers indices, quelque fût l'âge du sujet. Pour ce qui concerne ici la part prophylactique de l'eau de Miers, il convient de signaler spécialement les maladies héréditaires de l'apareil digestif, aussitôt que l'irrégularité significative de ses fonctions donne l'éveil sur une transmission probable. Le traitement hydrothermal préventif peut commencer dès l'enfance et nous en avons constaté de bons résultats sur de jeunes sujets.

EMPLOI CURATIF DE L'EAU DE MIERS.

Certainement en parlant de l'usage prophylactique de l'eau de Miers contre les anorexies et les dyspepsies temporaires, la constipation simple ou compliquée d'hémorrhoïdes, de boutons et taches au visage; les éruptions de furoncles, de fluxions sanguines passagères à la gorge ou aux yeux; les migraines périodiques et les céphalalgies irrégulières; la goutte, les rhumatismes et les dartres dans l'intervalle de leur invasion; certainement, disons-nous, nous embrassions simultanément le traitement préventif et curatif de ces affections. Mais il y avait, pour nous cette différence tranchée que les personnes de cette catégorie étaient venues, à la source minérale, avec les déhors de la santé et n'avaient pu nous donner que des témoignages multipliés, concordans et précis; tandisque nous allons, maintenant, nous occuper de malades sur lesquels nous avons observé, nous-même, et l'état morbide et l'effet des eaux.

Leur composition chimique, leurs effets immédiats, font déjà présumer que ces eaux sont surtout indiquées dans les affections des voies digestives, et c'est aussi par elles que nous devons commencer. Parmi les plus fréquentes, les plus opiniâtres et les moins graves pourtant, nous parlerons, en premier lieu, des dyspepsies invétérées qu'on vient traiter à notre station thermale. Mais il convient d'abord de s'expliquer sur une dénomination purement symptomatique. En effet, les digestions lentes et pénibles s'observent dans des états très différents, et, lorsque le diagnostic manque de clarté et de précision, la thérapeutique est nécessairement vague et confuse. Quoique l'assertion puisse paraître paradoxale, nous dirons que le diagnostic de nos dyspepsies s'impose par un simple procédé d'exclusion et se fonde sur l'absence même d'autres diagnostics. On en est réduit à désigner la lésion de fonction, faute de pouvoir spécifier le genre de lésion de l'organe. Ainsi, par exemple, la dyspepsie ne figurera jamais que comme un symptome dans la gastrite chronique, le cancer de l'estomac, etc., tandisqu'elle représente la maladie, ou du moins le caractère essentiel quand on ne peut préciser aucune altération organique.

Reste la classe des névroses ou névropathies des fonctions digestives qui ont depuis longtemps pris place dans la nomenclature et la nosologie. La dénomination de gastralgie et d'entéralgie qui met à la fois en relief le siège et la nature de l'affection, devint très usuelle lorsque la gastrite et l'entérite chroniques cessèrent de s'imposer comme des êtres de raison dans les troubles anciens du tube digestif. Cette dénomination est parfaite lorsqu'il existe des spasmes vifs, de ces violentes douleurs que la gastro-entéralgie suppose et qui sont l'essence même des névralgies. Mais comme la plupart des dyspepsiques n'accusent qu'un sentiment de plénitude, de pesanteur, de constriction, de gène, de malaise à l'épigastre, enfin une gastropathie plus importune que douloureuse, la qualification de dyspepsie, généralement reçue et qui n'est pas nouvelle d'ailleurs dans la nomenclature, nous paraît devoir être préférée à celle de gastralgie.

Vu le nombre des dyspepsiques qui viennent avec plus ou moins de succès faire un traitement à notre source minérale, nous pensons qu'il ne sera pas superflu de tracer un tableau abrégé de leur état: appetit très variable, capricieux, faisant souvent défaut; digestion lente et laborieuse, plus pénible vers la fin qu'au commencement, parfois douloureuse et même accompagnée de vomissements alimentaires après plusieurs heures, demi journée et plus d'ingestion ; intestin paresseux pour la défécation. La gêne, le malaise ou les souffrances, les imperfections du travail digestif finissent par altérer la constitution et le caractère; il y a du dépérissement, de la faiblesse, de la paresse de corps et d'esprit ; une apparence de langueur, d'ennui de tristesse, d'indifférence , d'apathie et d'irritabilité, avec un penchant marqué à l'hypocondrie. Les caprices de leur estomac font le tourment de ces valitudinaires qui, digérant mal le lendemain ce qu'ils avaient bien digéré la veille, ne peuvent avoir de confiance ni dans les qualités alimentaires généralement reconnues, ni dans leur experience personnelle. Des maux de tête plus pénibles que la dyspepsie, dont ils dépendent, accompagnent souvent les digestions les plus laborieuses.

Nous ne pousserons pas plus loin la description abrégée et nous dirons que ce qui parait prédominer dans ce tableau symptomatique, représente surtout une névropathie apyrétique et presque indolente des voies digestives, un dérangement de la sensibilité, de la contractilité, de la sécrétion organique, finalement un trouble fonctionnel beaucoup plus apparent qu'aucune lésion physique des organes, ainsi qu'on l'observe dans toutes les névroses. Tel est la dyspepsie la plus commune qu'on vient traiter à la source de Miers ; il est peu de sujets qui éprouvent, dans l'estomac et les intestins, de ces douleurs aiguës, spasmodiqués qui caractérisent la gastro-entéralgie. Toutefois nous ne présumons pas que les lenteurs et les difficultés habituelles du travail digestif, chez les dyspepsiques, doivent être exclusivement rapportées aux lésions de la sensibilité et de la contractilité organiques. Nous croyons que la chimie vitale est aussi dérangée dans les appareils sécréteurs qui, sous l'influence d'une innervation pervertie, ne fonctionnent plus normalement pour l'élaboration des substances alimentaires. Celles-ci sont retenues dans l'estomac et les intestins par les lenteurs combinées de la chimification d'une part et du mouvement pérystaltique de l'autre. La salive, le suc gastrique et pancréatique, la bile, le mucus intestinal sont viciés dans la qualité ou la quantité , à tel point qu'il est des dyspepsies qui paraissent plutôt saburrales que nerveuses, la langue présente habituellement un

enduit muqueux ou bilieux, la bouche est fade ou mauvaise, il
survient des éructations acides ou nidoreuses, une abondante
expuition de salive, des nausées, etc. Enfin, le caractère nerveux
s'efface complètement dans certaines dyspepsies qui semblent
devoir être rapportées à un état de langueur, d'atonie, à l'affaiblissement de texture et au défaut de vitalité des voies digestives.

Comme nous n'avons pas entrepris une monographie sur cette matière, après avoir beaucoup abrégé la symptomatologie et
les considérations pathogéniques, nous ne dirons rien des cau-
ses occasionnelles, multiples et importantes, qu'il faudrait chercher dans l'ordre physique et moral et dont le discernement
fournit une des base les plus essentielles à la térapeutique des
dyspepsies. On n'ignore point d'ailleurs, combien ces affections,
sous des formes diversifiées, sont de nos jours communes en même temps que rebelles aux ressources de l'hygiène et de la matière médicale. Il faut qu'elles soient bien récentes pour que leur
guérison complète puisse être éspérée dans une seule saison aux
sources thermales recommandées. Mais le premier traitement
par l'eau de Miers opère assez souvent un changement assez prononcé pour que les mêmes personnes reviennent l'année sui-
vante dans un meilleur état et quelques-uns même se considérant
comme guéries. La torpeur, les spasmes, la langueur, les vices
de sécrétions des organes digestifs, sont avantageusements mo-
difiés par la continuité, durant dix, douze ou quinze jours, d'une
stimulation purgative qui réveille le mouvement péryslaltique
engourdi, sollicite les appareils sécréteurs annexes en même
temps qu'elle détermine l'expulsion des sucs viciés. Un appétit
plus marqué, des digestions moins lentes, enfin une restauration des forces consécutive à une nutrition améliorée, témoignent bientôt d'un soulagement temporaire ou d'un commencement de guérison.

De la dyspepsie qui est plus opiniâtre que dangeureuse, nous
allons passer aux états pathologiques plus sérieux qu'on vient
traiter à notre source. Ici nous signalerons avant tout, les fièvres
intermittentes rebelles aux spécifiques, et leurs suites fort ordinaires quand elles ont longtemps fatigué l'organisation. Quoique
leur siége soit obscur et controversé, l'atteinte sur les organes

digestifs est du moins la plus apparente et nous met sur la voie des effets salutaires de notre médication. Dans le cours d'une longue inspection, nous avons été consulté par un grand nombre de ces malades, les uns sujets encore aux accès d'une fièvre quarte ou tierce que les médicaments spécifiques ne pouvaient plus enrayer, les autres déjà débarrassés des paroxysmes, mais dans un triste état de santé d'ailleurs. Ces malades habitaient pour la plupart des localités ou les pyrexies intermittentes sont endémiques, ce qui explique à la fois et la difficulté des guérisons et la facileté des rechutes.

Toutes les fois que ces fiévreux n'avaient pas limité d'avance la durée de leur séjour, nous leur avons proposé l'emploi de l'eau minérale seule, et cette médication a souvent suffi pour les délivrer de leurs accès. En outre, lorsqu'ils sont revenus, par mesure de précaution, les années suivantes, nous avons appris d'eux qu'ils n'avaient pas éprouvé de récidive. Mais quand ces fiévreux qui s'étaient mal soignés dans le principe, nous consultèrent trop tard; quand ils étaient impatients de repartir et qu'il était urgent de les préserver d'un accès pendant le voyage, nous étions obligé de combiner l'emploi du sulfate de quinine avec le traitement par l'eau de Miers. Après l'usage de celle-ci, le sel fébrifuge avait plus de succès, mais la guérison ne nous inspirait pas le même degré de confiance.

Du reste l'éfficacité des eaux salines et purgatives, contre les fièvres intermittentes résistantes est depuis longtemps reconnue. Comment agissent-elles? Comme évacuant d'un levain morbifique? Comme moyen perturbateur et désopilant de la rate? Sont-ce des parcelles d'arsenic qu'on a dans ces derniers temps signalées dans plusieurs d'entr'elles et qui représentent un spécifique anciennement préconisé? Quoiqu'il en soit, rappelons, du moins à ce sujet, que la méthode évacuante, préalablement à l'emploi des fébrifuges spéciaux, a été une pratique générale; que dans l'intervalle apyrétique, les voies digestives présentent souvent ce caractère saburral, cet état de fatigue et d'anorexie auquel les eaux purgatives rémédient trés-éfficacement, en améliorant l'appétit, les digestions et la nutrition; que cette corroboration générale consécutive de tout l'orga-

nisme est bien capable de suppléer, avec avantage, l'action to-
nique ou anti-périodique des fébrifuges, surtout lorsqu'un long
usage de ceux-ci en a émoussé l'impression, selon les lois de l'habitude. N'oublions pas enfin que nos fébricitans ont changé de
climat, qu'ils respirent un air salubre, que leur régime est bien
réglé, qu'ils trouvent l'espérance et des distractions. Toutes
ces considérations assurément viennent à l'appui du fait qui
existe en dehors d'elles, savoir : que les eaux minérales purgatives et notamment l'eau de Miers triomphent souvent des fièvres
intermittentes que les fébrifuges ordinaires sont impuissants à
guérir.

Les suites de ces fièvres qui ont sévi longtemps, mais dont les
accès ont disparu, amènent tous les ans des malades à la station de Miers. Plusieurs d'entr'eux ont une santé misérable :
point d'appétit, des digestions laborieuses, la langue décolorée,
muqueuse ou saburrale, de la faiblesse, de la maigreur et de la
pâleur, une sorte d'état cacochyme, sans fièvre d'ailleurs. Chez
quelques-uns pourtant le pouls a un peu de fréquence en même
temps que de la petitesse ; ils accusent, pendant la digestion surtout, de la réplétion, du malaise à l'epigastre et aux hypocondres ;
ces régions soigneusement explorées, laissent apercevoir une
tuméfaction de la rate ou du foie. Du reste tandisque quelques-
uns de ces anciens fiévreux ont un teint chloro-anémique,
d'autres ont une teinte ictérique assez prononcée.

Quelque languissante et détériorée que soit la santé de ces
malades, maltraités à la fois par la fièvre et le long emploi des
fébrifuges, il est fort ordinaire que l'usage de l'eau de Miers
améliore leur état et prépare la guérison, pourvu qu'il n'existe
pas de dégénérescence organique. Aussi l'efficacité de cette boisson minérale est-elle principalement appréciée par lés médecins
des départements circonvoisins, contre les pyrexies intermittentes rebelles et contre leurs suites graves. Le rétablissement
des fonctions digestives est sans doute la base fondamentale
du succès de ces eaux. Quelle est la santé possible en l'absence
d'appétit et de bonnes digestions ? Par contre à quelles altéra-
tions générales de la santé, sans lésion organique apparente,

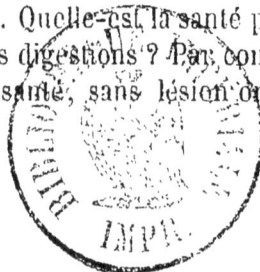

-ne peuvent point remédier de bonnes digestions précédées d'un bon appétit ?

Nous avons déjà mentionné les lésions du foie et de la rate, consécutives aux fièvres périodiques de longs cours: il convient de parler maintenant des maladies de ces mêmes organes, indépendantes des fièvres d'accès. On vient, tous les ans, à la station de Miers traiter des hépatites et des splénites chroniques, des tuméfactions ou hypertrophies du foie ou de la rate qu'on a longtemps qualifiés d'obstructions. Ce n'est pas dans l'espace d'une ou deux semaines de traitement qu'on peut s'attendre à voir guérir radicalement ces malades, alors même qu'ils ne sont pas atteints de ces dégénérescences organiques qu'on ne guérit pas. Mais douze ou quinze jours suffisent à plusieurs d'entre eux pour obtenir une amélioration qui est le prélude d'une guérison plus complète. Nous pouvions constater avant leur départ, un meilleur aspect de la langue, plus d'appétit et moins de gêne dans la digestion, ils n'étaient plus aussi fatigués par les flatuosités, le gonflement de l'épigastre et des hypocondres; le teint était moins jaune ou moins blafard; ils éprouvaient, enfin, le commencement de bien-être, d'une santé renaissante quoique encore incomplète. Il s'est écoulé quelquefois des années sans que nous revissions une partie de ces malades, soulagés sous nos yeux, et qui nous rendaient ensuite les meilleurs témoignages des effets consécutifs des eaux. Certains d'entre eux pourtant revenaient, très-satisfaits, pendant quelques années de suite, faire un traitement préventif.

Tout à côté des maladies de foie figure naturellement la jaunisse, résultat accidentel des lésions de l'organe sécréteur de la bile. Des ictériques viennent, tous les ans, demander leur guérison à la source minérale de Miers. Cette cure, assez fréquente, est étroitement subordonnée à la curabilité de l'affection hépatique; l'effet persiste, s'amende ou disparaît avec la cause. Quelques jaunisses guérissent promptement, leur développement aussi avait été rapide, sous l'influence d'émotions, d'embarras passager des conduits biliaires ou d'une sécrétion surabondante de bile.

Avant d'en finir avec les maladies de voies digestives, dont nous venons de parler, il n'est pas sans intérêt de mentionner incidemment quelques témoignages importants que nous avons recueillis de la bouche même de plusieurs malades. Après avoir fréquenté, successivement, dans la même saison, la station si florissante de Vichy et le modeste établissement de Miers, pour y traiter, les uns des dyspepsies opiniâtres, les autres des maladies chroniques du foie, ils nous ont assuré que cette combinaison leur avait été des plus profitables. Du reste, quoique la composition et le mode d'action de ces deux espèces d'eau minérale diffèrent sous plusieurs rapports, on conçoit l'appui qu'elles ont pu se prêter mutuellement, pour le traitement de maladies ou l'une et l'autre sont recommandées. Le principe alcalin ne pouvait suppléer l'action purgative, tout comme il pourrait manquer à cette dernière le concours de l'élément alcalin.

Il est encore une affection des voies digestives que l'eau de Miers soulage et guérit souvent; c'est la dyssenterie aigüe et chronique. Ce doux minoratif qui n'a rien de blessant pour la surface intestinale, adoucit les épreintes, facilite l'expulsion des glaires muqueuses et sanguinolantes, en même temps qu'il favorise l'appétit et la digestion,

Les propriétés diurétiques et purgatives des eaux de Miers, rendent leur emploi salutaire dans les souffrances néphrétiques et le catarrhe vésical apyrétique. Nous avons vu aussi quelques diabétiques, sujets à d'assez longues périodes d'anorexie, se louer de l'usage de cette boisson minérale. L'appétit qu'ils recouvraient ranimait leurs forces, et leur permettait de lutter, avec moins de désavantage, contre l'épuisement de la sécrétion rénale pervertie. Peut-être bien encore, que le sucre et l'albumine étaient diminués dans l'urine sous l'influence du liquide minéral.

Comme la plupart des stations thermales, celle de Miers est fréquentée par des hypocondriaques et des hystériques que le voyage, l'exercice, les distractions soulageraient déjà et qui trouvent de plus un remède avantageux dans l'eau purgative dont l'efficacité est constatée contre la dyspepsie, la constipation et les maux de tête qui affligent grand nombre d'entre eux.

Nous bornons ici la nomenclature des maladies que nous a-vons vu soumises, avec avantage, au traitement par les eaux de Miers. En faisant appel aux notes et aux souvenirs d'une inspection de vingt années, notre observation a dû s'étendre à un grand nombre de malades. Cependant, quelque soin que nous ayons pris, dans ce travail de généralisation, à préciser les effets des eaux, nous avons souvent senti combien l'expression était difficile pour fixer l'indication et le degré d'efficacité de ce genre de médication. Mais qu'on veuille bien songer qu'il en est de même pour tous les agents thérapeutiques, on ne peut employer que des termes approximatifs pour déterminer leur valeur. Ils soulagent ou guérissent quelquefois, souvent ; d'aucun d'eux on ne pourrait dire qu'il guérit toujours. Même inconstance et même incertitude pour une eau minérale dont la monographie ne représente, après tout, qu'un chapitre de matière médicale.

Nous n'avons pas parlé des maladies aigües parce que l'on ne va guère les traiter aux stations thermales. Nous dirons cependant que les considérations les plus rationelles et l'expérience acquise recommandent un minoratif, aussi doux que l'eau de Miers, aux praticiens qui font usage de purgatifs salins, dans le traitement des fièvres typhoïdes, surtout lorsqu'une diarrhée spontanée a pris l'initiative de la purgation. Un éminent professeur, qui occupe aujourd'hui la chaire de pathologie générale à la faculté de médecine de Paris, a bien voulu expérimenter nos eaux sur des typhoïdiques, à l'hopital Néker, et nous transmettre un excellent témoignage de leurs effets curatifs. Non seulement l'eau de Miers, sans odeur ni saveur, n'aurait rien de rebutant pour les fiévreux, mais, ce qui est plus important, elle ménagerait, mieux que d'autres purgatifs usuels, les lésions constantes et caractéristiques du tube intestinal, qu'on observe dans ces fièvres, et qui excitent la sollicitude des praticiens, jusque dans la convalescence même. Disons encore que, dans son administration, l'eau de Miers permet, sans altération de ses propriétés, des raffinements peu compatibles avec la plupart des eaux minérales. C'est qu'on pourrait l'édulcorer avec des sirops d'agrément ou médicamenteux, mucilagineux, acidulés, etc., et la rendre ainsi attrayante, ce qui n'est pas indifférent pour les goûts difficiles des enfants surtout.

Finalement parlerons-nous des contre-indications des eaux de Miers? Mais sauf l'insuffisance d'une expérience que des observations ultérieures pourraient élargir, ces contre-indications se trouvent, implicitement, dans les maladies que nous avons passées sous silence. Nous avons eu, bien souvent, le regret de voir arriver, à cette source minérale, des malades qui avaient été fort mal dirigés et qui venaient y chercher un remède contre des tubercules pulmonaires, des hémoptysies, des pleurésies chroniques, des hydrotorax, etc., etc. La position d'un médecin inspecteur est, quelquefois, bien délicate et bien difficile à l'égard de ces malades, qu'un conseil aveugle ou une espérance décevante ont fourvoyés ; car il convient de ménager à la fois et le confrère qui s'est trompé en conseillant le voyage, et l'espoir du malade qui a déjà fait des sacrifices à une illusion. Dans cette conjoncture fâcheuse, on peut encore attendre quelque bien du simple séjour à la station thermale, il reste l'hygiène pour suppléer le médicament pris à des doses illusoires et inoffensives.

COUP-D'ŒIL

SUR LA STATION THERMALE DE MIERS-ALVIGNAC.

La clientèle de l'eau de Miers s'est anciennement formée et toujours soutenue sans le concours des moyens ordinaires de publicité, par le seul témoignage des personnes qui se louaient de son efficacité et surtout des médecins qui l'avaient conseillée à leurs malades; il n'est certes pas de recommandation plus respectable, car celle-là est essentiellement sincère et désintéressée. Mais est-elle suffisante pour acquérir de ces grandes renommées comme on en voit de nos jours? On a justement pensé, dans ces derniers temps seulement, qu'il en était du mérite des eaux comme de celui des personnes et de toutes choses; les réputations les plus légitimes doivent beaucoup à la publicité. Il est vrai que l'abus en a déconsidéré l'usage, au point qu'il est fort embarrassant pour le public de discerner les notions vraies et utiles dans le déluge des imprimés.

C'est une vérité triviale que le voyage et le séjour aux sta-
ions thermales sont de précieux auxiliaires de l'action des eaux,
N'est-ce pas déjà tout un changement d'existence que de laisser
loin de soi les habitudes, les travaux, les soins, les soucis et
les préoccupations de la vie ordinaire, et cela pour ne s'occuper
que de sa santé et de distractions agréables? Dans ce milieu
nouveau, concurremment avec le régime et la société, les localités ont leur part d'influence, c'est pourquoi quelques détails
topographiques sur la station de Miers doivent compléter cette
notice.

Par un de ces accidents fortuits de la géologie primitive
dont les antiques révolutions du globe offrent des variétés infinies, le sol de ces localités est formé par une zône de terre
argileuse très fertile, étroitement enchâssée dans un cercle de
terrain calcaire et rocheux. C'est en traversant ce plateau calcaire, pierreux, aride et presque stérile qu'on parvient au ter-
ritoire de Miers et d'Alvignac dont la fertilité et la végétation
abondante produisent, soudainement, le saisissant contraste
d'une transition du désert à l'oasis.

La fontaine minérale, rendez-vous général, est située dans un
vallon charmant, d'un pittoresque varié, riant et gracieux, sur
la limite même des deux communes de Miers et d'Alvignac,
éloignées entre elles de quatre kilomètres, environ, avec la
source au centre. C'est dans ces deux villages que se fixent les
étrangers. Le site en est élevé et l'air des plus salubres. La
campagne fortement accidentée et partout belle de fertilité,
riche de végétation et suffisamment ombragée par de grands
arbres d'une venue magnifique. Le vallon de la source minérale,
celui de Salgues-Reveillon et autres offrent aux regards des pro-
meneurs des tableaux champêtres délicieux ; de vastes prairies
sillonnées de ruisseaux qu'ombragent des peupliers, des saules
et des aulnes; des coteaux cultivés ou couverts de charmilles
sur lesquels se détachent des habitations rustiques encadrées
par des noyers, des marronniers et des chênes d'un développement remarquable; il est aussi sur le plateau d'agréables pro-
menades d'où l'on découvre de lointains horizons.

Les amateurs d'excursions faciles, les âmes dévotes surtout, visitent avec un pieux et vif intérêt Roc-Amadour, lieu de pélérinage célèbre, toujours très-fréquenté et qui remonte aux premiers temps du christianisme. Son antique temple nouvellement restauré, ses maisons accolées comme des nids d'hirondelles aux flancs d'un énorme rocher, forment un ensemble pittoresque des plus saisissants, et d'un caractère imposant, sévère et sauvage. Non loin de là, on signale aussi, aux étrangers curieux, le *Moulin du saut*, avec ses cascades multiples dans les profondeurs d'un détroit rocheux; et, sur le même torrent, le hardi *viaduc de Picarel*, qui franchit le vallon encaissé de l'Alzou, dont tout le trajet, fortement escarpé, est intéressant pour un touriste, depuis Gramat jusqu'à Roc-Amadour.

La caverne de Réveillon et *le gouffre de Padirac*, méritent encore d'être cités parmi les curiosités remarquables. Rarement on voit des abîmes creusés par les eaux dans des proportions aussi surprenantes. *Le saut de la Vierge* et *Roque-de-Cor* offrent également, dans leur profondeur l'engouffrement de ruisseaux qu'on ne voit plus reparaître. Les amateurs de vastes horizons vont, au contraire, gravir *la butte de l'ancien moulin à vent*, détruit, d'où la vue s'étend sur cinq ou six départements limitrophes.

Enfin, la belle vallée de la Dordogne, avec ses escarpements, ses plaines, ses coteaux fertiles, et quelques châteaux historiques complète le recensement principal des excursions prochaines et faciles que les amateurs de paysages et de curiosités naturelles vont faire, pendant leur séjour aux eaux, et ce n'est pas une chose indifférente que de pouvoir favoriser leur action médicinale par des excursions d'agrément et de l'exercice sans fatigue.

Tous les ans la population étrangère se partage entre les villages de Miers et d'Alvignac. C'est dans ce dernier que la classe aisée et choisie s'est toujours fixée de préférence; la campagne y est plus jolie et la tenue des hôtels y a fait, dans ces derniers temps, des progrès très-notables, en rapport avec les habitudes et l'affluence croissante de la société d'élite.

Enfin, les moyens de communication qui furent si longtemps dans un état déplorable, laissent bien peu de chose à désirer de nos jours, et pour toutes les directions l'accès est devenu facile. Les voies ferrées même, venant du Nord et du Midi, par Brive et Figeac, déposent, six fois par jour, les voyageurs, à la station de Roc-Amadour-Alvignac qui n'est qu'à trois kilomètres de la fontaine minérale. Un service d'omnibus fonctionnant régulièrement dans la saison des eaux, transporte ensuite les voyageurs à Alvignac ou à Miers.

6 avril 1867.

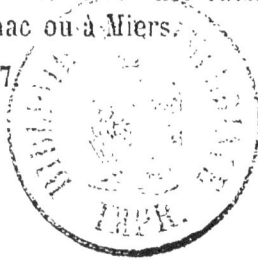

www.ingramcontent.com/pod-product-compliance
Lightning Source LLC
Chambersburg PA
CBHW070157200326
41520CB00018B/5432